BEI GRIN MACHT SICH IHR
WISSEN BEZAHLT

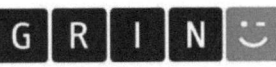

Gruppentraining. Analyse einer Body-Skills-Stunde und einer Stunde in der Wirbelsäulengymnastik

Dana Struchhold

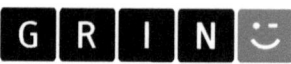

Bibliografische Information der Deutschen Nationalbibliothek:

Die Deutsche Nationalbibliothek verzeichnet diese Publikation in der Deutschen Nationalbibliografie; detaillierte bibliografische Daten sind im Internet über http://dnb.d-nb.de abrufbar.

ISBN: 9783346648266
Dieses Buch ist auch als E-Book erhältlich.

© GRIN Publishing GmbH
Nymphenburger Straße 86
80636 München

Druck und Bindung: Books on Demand GmbH, Norderstedt Germany
Gedruckt auf säurefreiem Papier aus verantwortungsvollen Quellen

Das vorliegende Werk wurde sorgfältig erarbeitet. Dennoch übernehmen Autoren und Verlag für die Richtigkeit von Angaben, Hinweisen, Links und Ratschlägen sowie eventuelle Druckfehler keine Haftung.

Das Buch bei GRIN: https://www.grin.com/document/1215051

Deutsche Hochschule für

Prävention und Gesundheitsmanagement

Hermann Neuberger Sportschule 3

66123 Saarbrücken

Einsendeaufgabe

Fachmodul: Gruppentraining 1

Studiengang: Fitnessökonomie

Version Studienbrief: Februar 2013, rev.09.009.00

(Datum des Vorwortes, Versionsnummer in Fußzeile des Studienbriefes)

Name, Vorname: Struchhold, Dana

Studienort: **Saarbrücken**

Semester: **WS 2013**

Inhaltsverzeichnis

2

1   Gruppentraining

„Als Gruppentraining werden alle fitnessorientierten Kurse bezeichnet, die in der Gruppe (i.d.R. unter Musikbegleitung) ausgeführt und von einem speziell ausgebildeten Gruppentrainer geleitet werden" (Reiß, S.13, 2013). Das Gruppentraining lässt sich in drei Trainingsangebote unterteilen. Diese sind die ausdauerorientierten Programme wie Zumba®, Dance Aerobic oder Indoor Cycling, in kraftorientierte Programme wie BBP oder Pilates und in gesundheitsorientierte Programme gliedern. Zu den gesundheitsorientierten Programmen gehören Propriozeption (z.B. Flexibar®), Body & Mind (z.B. Yoga) und Funktionelle Gymnastik (z.B. WSG, Beweglichkeitstraining). Im Folgenden wird ein kraftorientierter Kurs genauer erläutert.

1.1 Kraftorientierte Kurse

„Die kraftorientierten Gruppentrainingsangebote haben das Ziel die Kraft in ihren verschiedenen Erscheinungsformen zu verbessern" (Reiß, S. 13, 2013). Je nach Kurs wird schwerpunktmäßig die Kraftausdauer und die Maximalkraft trainiert. Das Training kann dabei sowohl mit dem eigenen Körpergewicht als auch mit Kleingeräten wie Kurz- oder Langhanteln erfolgen. Beliebte kraftorientierte Kurse sind Bodystyling, Bauch-Beine-Po, Langhanteltraining und Pilates. Im weiteren Verlauf wird speziell auf den Phasenverlauf einer BODY SKILLS® - Stunde in einem Fitnessstudio eingegangen. Vorerst jedoch wird der optimale Phasenverlauf einer kraftorientierter Kursstunde allgemein dargestellt.

1.2 Optimaler Phasenverlauf

Um den Kunden einen langfristigen Trainingserfolg garantieren zu können, ist es von sehr hoher Bedeutung eine Kursstunde in verschiedene Phasen einzuteilen und diese genau zu planen. Eine Trainingseinheit besteht aus drei Phasen, die sich in Einleitung, Hauptteil und Schluss untergliedern lassen. Die Einleitung sollte 1/5 der gesamten Einheit beanspruchen, der Hauptteil 3/5 und der Schlussteil ebenfalls 1/5.

1.2.1 Einleitung

Zu der Einleitung gehören die Begrüßung, die allgemeine und die spezielle Erwärmung. Beginnen sollte jede Kurseinheit „mit einer freundlichen Begrüßung der Teilnehmer und bei Bedarf mit einer kurzen persönlichen Vorstellung durch den Gruppentrainer" (Reiß, S. 53, 2013). Auch eine kurze verbale Einführung in Bezug auf den Schwerpunkt oder die Einweisung möglicher Neumitglieder auf den bevorstehenden Kurs tragen zu einer erfolgreichen Kursstunde bei.

1.2.2 Allgemeines Erwärmen

Danach erfolgt das allgemeine Erwärmen mit den Zielen der mentalen Einstimmung, der Erhöhung der psychovegetativen Leistungsbereitschaft, der Verbesserung der Blutzirkulation und der damit verbundenen verbesserten Sauerstoffversorgung, die Erhöhung der Körpertemperatur, die Vorbereitung des Herz-Kreislauf-Systems auf die folgende Belastung und die Verminderung der Verletzungsgefahr durch die Erhöhung der Gelenkflüssigkeitsproduktion aufgrund der Stoffwechselanregung. Aus den vorab genannten Zielen empfiehlt es sich, mit Bewegungen mit einem kleinen Bewegungsradius zu beginnen und diesen langsam zu steigern. „Eine weitere Möglichkeit zur progressiven Belastungssteigerung ist, mit Bewegungen im Stand anzufangen und später großzügige Bewegungen im Raum auszuführen" (Reiß, S.54, 2013).

1.2.3 Spezielles Erwärmen

Der Übergang der allgemeinen Erwärmung in die spezielle Erwärmung erfolgt flüssig und die spezielle Erwärmung hat das Ziel der Vorbereitung auf den Hauptteil. Es werden die Muskeln auf die nachfolgende Belastung verstärkt vorbereitet, die geplanten Bewegungsabläufe werden vorbereitet und die Teilnehmer werden an das im Kurs eingeplante Trainingsgerät gewöhnt. Im Teil der speziellen Erwärmung ist es von Nutzen, wenn bereits schon hier Übungen, die später mit Gewicht erfolgen, ohne Gewichte ausgeführt werden. Auch das sogenannte Pre-Strech kann Teil der speziellen Erwärmung sein, jedoch „diskutieren die Sportwissenschaftler seit langer Zeit über Sinn und Zweck des Vordehnens" (Reiß, S. 54, 2013). Das Vordehnen kann den Teilnehmern helfen, sich im weiteren Verlauf der Kursstunde beweglicher und besser zu fühlen, bevor der Übergang zum Hauptteil erfolgt.

1.2.4 Hauptteil

„Im Hauptteil einer Kurseinheit wird das eigentliche Ziel der Kurseinheit" (Reiß, S. 55, 2013) realisiert. Es werden ausdauerorientierte, kraftorientierte und gesundheitsorientierte Kurse unterschieden. Nun wird genauer auf einen kraftorientierten Kurses eingegangen. „Das Hauptziel der kraftorientierten Gruppentrainingskurse ist das Training der Kraftausdauer, die Erhöhung des Kalorienverbrauchs und die Verbesserung der Haltung" (Reiß, S. 59, 2013).

Bei der Durchführung der Übungen sollte nach den didaktischen Prinzipien vom Leichten zum Schweren, vom Einfachen zum Komplexen und vom Bekannten zum Unbekannten vorgegangen werden.

Im Hauptteil erreicht die Trainingsintensität ihren Höhepunkt. Um die Leistung der Teilnehmer zu steigern, empfiehlt sich hier das Prinzip der progressiven Belastungssteigerung, d.h. die Wiederstände müssen mit „der im Verlauf des Trainings zunehmenden Kraftfähigkeit erhöht werden (Reiß, S. 60, 2013). Sobald die Teilnehmer ein gewisses Leistungsniveau erreicht haben und die Übungen technisch ohne Fehler ausgeführt werden, sollte eine Veränderung in der Belastung stattfinden. „Dies kann durch die Veränderung der Bewegungsgeschwindigkeit, die Veränderung der Wiederholungszahl, den Einsatz von Kleingeräten oder den Wechsel der Trainingsform (Zirkeltraining, Mattentraining, Langhanteltraining etc.) realisiert werden" (Reiß, S. 60, 2013).

1.2.5 Schlussteil

Der Schlussteil, auch als Cool Down bekannt, wird in Cool Down Teil 1 und Cool Down Teil 2 unterteilt. Im ersten Teil des Cool Downs wird die Körpertemperatur gesenkt, um den Puls unter 120 Schläge pro Minute zu bekommen. Durch die Bewegungen mit langsamerer und geringerer Intensität als im Hauptteil wird „die Herz-Kreislauf-Tätigkeit in den Ausgangszustand" (Reiß, S. 61, 2013) zurückgebracht. Im zweiten Teil des Cool Downs, die die Schlusseinheit eines jeden Kurses darstellen sollte, können Übungen zum Lockern, Dehnen und Entspannen der Muskulatur beinhalten. Der Gruppentrainier beendet den Kurs mit einer Verabschiedung und eventuell mit einem Feedback der Teilnehmer.

1.3 Analyse einer BODY SKILLS® - Stunde

Es wurde ein 45 minütiger BODY SKILLS® - Kurs im eigenen Ausbildungsbetrieb besucht und dieser mit dem optimalen Phasenverlauf einer Kursstunde im Studienbrief Gruppentraining 1 verglichen.

Der BODY SKILLS® - Kurs hat an einem Freitag um 17.45 Uhr stattgefunden und erstreckte sich über eine Zeit von 45 Minuten. Es waren Teilnehmer jeden Alters, sowohl weiblich als auch männlich und der Kurs war für jede Leistungsstufe ausgeschrieben.

Der Raum war etwa 90 Quadratmeter groß und in der Mitte des Raumes befand sich eine Säule, die aber kein wirkliches Hindernis für den besuchten Kurs darstellte. Die komplette Frontseite bestand aus Spiegeln. Der Raum war ausreichend belichtet und klimatisiert und es war eine große Musikanlage mit Deckenboxen vorhanden. Der Trainer hatte ein Mikrofon, sodass ein gleichmäßiger Stimmklang im Raum herrschte und ihn alle gut verstehen konnten. Der Kurs hat ohne Kleingeräte wie Matten oder Kurzhanteln stattgefunden.

Zu Beginn hat der Trainer alle Teilnehmer freundlich begrüßt, sich kurz persönlich vorgestellt und den Schwerpunkt des Kurses erklärt. Nachdem er auch die Neumitglieder herzlich willkommen geheißen hat, hat er alle darauf aufmerksam gemacht, sich zu verteilen und versetzt aufzustellen, sodass jeder die Möglichkeit hat ihn gut zu sehen. Die freundliche Begrüßung hat sich positiv auf die Teilnehmer ausgewirkt und alle wirkten sehr gespannt und motiviert auf den bevorstehenden Kurs.

Er hat im Stand mit der allgemeinen Erwärmung begonnen. Zuerst wurden in Stand die Schultern gekreist, um sie zu mobilisieren. Danach erfolgten kleine Bewegungen wie Side to Side und schließlich kleine, leicht federnde Sprünge, um die Fußgelenke auf das anstehende Training vorzubereiten. Man konnte eine lineare Progression erkennen. Der Radius der Bewegungen und der Armkreise wurde erhöht, sodass der Puls langsam nach oben gebracht wurde.

Nach der allgemeinen Erwärmung erfolgte die spezielle Erwärmung, welche einen fließenden Übergang hatte. Die Teilnehmer wurden auf den Hauptteil vorbereitet. Die einzelnen Übungen wurden den Teilnehmern näher gebracht. Der Trainer hat erst die Übung benannt, sie vorgezeigt, die Technik erklärt, es die Teilnehmer nachmachen lassen und gegebenenfalls Fehler korrigiert. Die allgemeine und die spezielle Erwärmung waren von dem Trainer gut geplant und wiedergegeben, somit wurden alle wichtigen Ziele erfüllt.

Der Hauptteil hat mit kleinen Sprüngen im Hüftbreiten Stand begonnen, gesteigert wurden diese zu Wechselsprüngen, welches die Stufe 1 war. Die zweite Stufe war zwei Wechselsprüngen und der dritte Wechselsprung in die tiefe Kniebeuge. Für die fortgeschrittenen Teilnehmer hat er eine dritte Variante vorgezeigt, wobei bei der tiefen Kniebeuge noch die Arme mit nach oben über den Kopf gebracht wurden.

Nach diesem Prinzip wurde auch der weitere Hauptteil gestaltet, denn er hatte als Trainer nicht die freie Übungsauswahl, da Body Skills® ein lizenziertes Programm ist. Es wurden sechs Bewegungsabfolgen mit bis zu drei Schwierigkeitsstufen durchgeführt. Die Übungen waren sehr abwechslungsreich und somit wurde es für keinen Teilnehmer langweilig und jeder konnte sich selbst herausfordern.

Nachdem der Trainer alle Übungen den Teilnehmern näher gebracht und jeder Teilnehmer sein eigenes Leistungslevel festgelegt hat, wurden diese in dem sogenannten BODY – SKILLS® – Flow - Finale zusammengeführt. Alle sechs Bewegungsabfolgen wurden nacheinander ausgeführt und nach einer kurzen Pause, in der die Teilnehmer Zeit hatten etwas zu trinken, erfolgte eine zweite Runde.

Die Übungen haben alle großen Muskelgruppen beansprucht. Es wurden Bauch, Beine, Po, Schultern, Rücken, Brust und Arme trainiert.

Anschließend erfolgte das Cool Down, wobei der zweite Teil des Cool Downs etwas vernachlässigt wurde, denn es erfolgte keine Dehneinheit. Auch die zeitliche Vorgabe des Cool Downs von 1/3 der Gesamtzeit wurde nicht eingehalten. Für das Cool Down wurde nur etwa 1/7 der gesamten Kursdauer eingeplant. Hervorheben lässt sich jedoch die freundliche Verabschiedung und das Kompliment des Trainers an die Teilnehmer, die bis zuletzt durchgehalten und alles gegeben haben. Vor der freundlichen Verabschiedung hat der Trainer noch auf eine aktuelle Werbekampagne des Fitnessstudios aufmerksam. Bei der Werbekampagne geht es darum, ein sogenanntes 'Selfie' von sich zu machen, dabei ein Werbeflyer in der Hand zu halten und dieses dann mit einem Hashtag zu markieren. Alle Teilnehmer, die sich freiwillig entscheiden konnten, haben zusammen mit dem Trainer ein solches Bild in der Gruppe gemacht.

Insgesamt war die BODY SKILLS® - Stunde jedoch ein sehr gelungener kraftorientierter Kurs, bei dem sowohl Anfänger, als auch Fortgeschrittene bis an ihre persönliche Leistungsgrenze gehen konnten. Vor allem auch durch die Fotoaktion am Ende der Stunde bekamen die Teilnehmer ein gewisses Gemeinschaftsgefühl vermittelt.

Diese Abbildung wurde aus urheberrechtlichen Gründen von der Redaktion entfernt.

Abb. 1: Personal Trainer, Dozent, Masertrainer, Presenter, Athletiktrainer

1.4 Trainerverhalten

Der Gruppentrainer trägt zum Erfolg oder auch Misserfolg des Kurses bei. Um einen Misserfolg zu vermeiden, sollte der Trainer mehrere Funktionen erfüllen. Er hat die Funktion des Lehrers, des Dienstleisters, der Vorbilds, des Animateurs und des Teammitglieds. Die Funktion des Teammitglieds wird im Folgenden nicht weiter behandelt.

1.4.1 Funktion des Lehrers

Jeder Kurs sollte eine sorgfältige Vorbereitung haben. „Hierbei sind die Ziele klar zu definieren und die Inhalte auf die Zielgruppe abzustimmen. Jede einzelne Übung sollte der Trainer begründen, erklären, vormachen und korrigieren sowie die Teilnehmer über fachliche Zusammenhänge informieren können. Auf Fragen der Kursteilnehmer sollte der Gruppentrainer immer vorbereitet sein und bei Bedarf auch für eine persönliche fachliche Beratung zur Verfügung stehen" (Reiß, S. 64, 2013).

Die Funktion des Lehrers hat der Trainer sehr gut umgesetzt. Zu Beginn wurde der Ablauf und das Ziel des Kurses erklärt. Der Trainer hat jede Übung im Kurs erklärt und vorgemacht. Außerdem ist er während dem Kurs regelmäßig durch den Raum gelaufen und hat die Teilnehmer einzeln korrigiert.

1.4.2   Funktion des Dienstleisters

Der Gruppentrainer sollte für die guten äußeren Bedingungen wie Technik, Räumlichkeit und Klima sorgen, und sollte sich bewusst sein „als Ansprechpartner für die Kursteilnehmer vor und nach dem Kurs zu fungieren, gut vorbereitet und rechtzeitig zum Kurs zu erscheinen und neue Teilnehmer zu integrieren" (Reiß, S. 65, 2013).

Schon 20 Minuten vor Beginn des Kurses war der Trainer im Kursraum. Bis kurz vor Beginn des Kurses hat er sich mit den Teilnehmern unterhalten und ist auf anstehende Fragen eingegangen. Etwa zehn Minuten vor Kursbeginn hat er das Mikrofon angeschlossen, die Musik getestet und die Lüftung kontrolliert. Neue Mitglieder wurden von ihm sehr gut in den Kurs integriert, indem er ihnen das Trainingsprinzip der verschiedenen individuellen Leistungsstufen erklärt hat.

1.4.3   Funktion des Vorbilds

„Der Gruppentrainer sollte das vorleben, was er den Kursteilnehmern vermittelt – Gesundheit, Fitness, Freundlichkeit, Fröhlichkeit, Spaß u.a." (Reiß, S. 65, 2013).

Da sein Erscheinungsbild von den Teilnehmern sehr bewusst wahrgenommen wird, „sollte der Gruppentrainer für seine persönliche, körperliche Fitness sorgen, fitnessorientierte Kleidung tragen, ein gepflegtes Äußeres vorweisen, sich in guter Haltung präsentieren und stets freundlich und fröhlich auf die Teilnehmer zugehen" (Reiß, S. 65, 2013).

Der Trainer hat den Teilnehmern durch seine sehr sauberen Übungsausführungen eine sehr gute Haltung vermittelt. Er hat ein gepflegtes Äußeres vorgewiesen und den Teilnehmern durch seine Motivation Spaß und Fröhlichkeit vermittelt. Außerdem hat er ein BODY SKILLS® - Shirt getragen, wodurch auch die neuen Teilnehmer gleich ein gutes Gefühl hatten, denn dieses äußere Erscheinungsbild zeigt den Teilnehmern, dass sie es mit einem ausgebildeten und erfahrenen Trainer zu tun haben.

1.4.4 Funktion des Animateurs

Für die meisten Teilnehmer stehen der Spaß, die gute Laune und das gemeinsame Trainieren im Vordergrund. Der Gruppentrainer „muss ständig präsent sein, seine Alltagssorgen in den Hintergrund stellen und sich aktiv und freundlich um seine Kursteilnehmer kümmern. Mit auftretenden äußeren Problemen und Kritik von Seiten der Teilnehmer sollte er immer flexibel und professionell umgehen, im Gespräch positive Formulierungen anwenden und generell einen entspannten Eindruck hinterlassen" (Reiß, S. 65, 2013).

Die gesamte Zeit über hat der Trainer gute Laune und Spaß vermittelt und hat dadurch einen sehr entspannten Eindruck hinterlassen. Er hat die Teilnehmer motiviert und immer wieder nach dem Wohlbefinden gefragt. Durch die Motivation hat jeder Einzelne immer mehr Ehrgeiz entwickelt und keiner hat an das Aufgeben gedacht.

1.4.5 Zusammenfassung

Zusammenfassend lässt sich sagen, dass der Gruppentrainer alle Funktionen eines guten Trainers ausführte und den Teilnehmern Spaß und Motivation am Training vermittelte. Dieser Kurs war ein sehr gut gelungenes Beispiel für ein gutes Gruppentraining wie es in jeder erfolgreichen Kursstunde aussehen sollte.

2   Wirbelsäulengymnastik

„Die Wirbelsäulengymnastik (WSG) ist ein gymnastisches Gruppentrainingsange-
bot, das durch gezielte Kräftigungs-, Dehnungs- und Entspannungsübungen Rückenschmerzen vorbeugt und hilft, mit bereits bestehenden Rückenproblemen besser umgehen zu können" (Reiß, S. 105, 2013).

Die WSG lässt sich in die gesundheitsorientierten Programme einteilen und zählt
zu der funktionellen Gymnastik. „Unter „Funktioneller Gymnastik" versteht man
ein spezielles Bewegungsangebot, das entsprechend der biologischen bzw. physi-
ologischen Struktur und Funktion des Körpers konzipiert ist" (Reiß, S. 18, 2013).
Die WSG beansprucht vor allem die Kraft und die Koordination, aber auch die
Beweglichkeit.

2.1 Rahmenbedingungen

Der Kursraum hat insgesamt eine Größe von etwa 100 Quadratmetern, ist quadra-
tisch geschnitten und es befinden sich keine Hindernisse wie Säulen oder ähnliches
in dem Raum. Der Raum hat drei Fensterfronten und eine Spiegelfläche an der
Frontseite. An der Decke befinden sich Deckenleuchten und die Lüftung. Auch
durch große Schiebefenster ist eine Belüftung möglich. An der rechten und linken
Fensterfront befinden sich die Heizkörper, die aber kein Hindernis für den Kurs
darstellen. Vorne befindet sich eine Musikanlage, über die die Lautstärke, Musik-
geschwindigkeit etc. reguliert werden kann. Durch an der Decke angebrachte Bo-
xen in jeder Ecke des Raumes ist eine gleichmäßige Verteilung sowohl der Musik-
als auch der Mikrofonlautstärke möglich. Die Musik spielt in der WSG keine ent-
scheidende Rolle. Im Hintergrund läuft zur Begleitung eine ruhige, aber dennoch
rhythmische Musik mit etwa 90-120 bpm.

In einem kleinen Hinterraum befindet sich die für den Kurs relevante Ausstattung
wie Kurzhanteln, Matten und Therabänder®. Die Tageszeit und das Klima (Som-
mer, Winter etc.) haben keinen großen Einfluss auf den Kurs, da sowohl eine Lüftung und eine Heizung vorhanden sind. Der Kurs soll immer donnerstags von 18.45
Uhr bis 19.30 Uhr stattfinden.

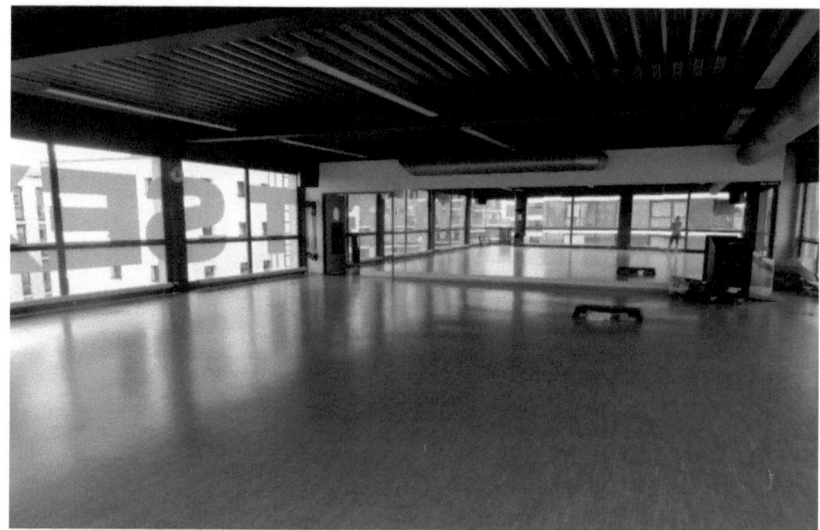

Abb. 2: Kursraum

2.2 Zielgruppe

Der Raum bietet etwa Platz für 25 Personen. Berechnet sind für jede Person etwa 4 Quadratmeter. Diese Zahl ist auch realistisch, um später im Kurs auch jeden Teilnehmer bei seiner Übungsausführung zu kontrollieren und gegebenenfalls zu verbessern. Zielgruppe sind Frauen und Männer im Alter von 20-40 Jahren ohne gesundheitliche Einschränkungen oder sonstigen Beschwerden. Das Leistungslevel ist sowohl für Einsteiger als auch für Fortgeschrittene, die schon Erfahrung im gesundheitsorientierten Kursbereich haben, ausgelegt.

2.3 Ziele der Wirbelsäulengymnastik

„Neben der Vorbeugung von Erkrankungen des Bewegungs- und Stützapparats auf Grund von Bewegungsmangel und der Verbesserung der Körperwahrnehmung werden der Ausgleich von muskulären Dysbalancen und die Steigerung der Entspannungsfähigkeit als Ziele in der Wirbelsäulengymnastik definiert (Reiß, S. 105, 2013). Neben den allgemeinen bzw. langfristigen Zielen der WSG gibt es auch für jede Kurseinheit spezielle bzw. kurzfristige Ziele. In der folgenden Kurseinheit

13

wird der Schwerpunkt auf der Stärkung der unteren Rückenmuskulatur liegen. Durch das Training speziell im unteren Rückenbereich werden Rückenschmerzen, die oft durch zu viel Bauchmuskeltraining und zu wenig Rückentraining entstehen, vorgebeugt.

2.4 Materialien

In der geplanten Kursstunde werden Matten benötigt. Die Matten werden quer und immer versetzt bzw. auf Lücke im Raum verteilt.

2.5 Stundeplanung

Im Folgenden wird der geplante Stundenverlauf für eine 45-minütige Wirbelsäulengymnastik detailliert in Form einer Tabelle dargestellt.

Tab. 1: Stundenverlauf WSG – Einleitung, Begrüßung

Einleitung: Begrüßung (ca. 1 Minute)
• Persönliche Vorstellung, motivierende Worte
• Einführende Worte für den bevorstehenden Kurs (Ziele, Schwerpunkte dieser Einheit)
• Kurze Hinweise zur Technik und Ausführung
• Neue Mitglieder in den Kurs einweisen

Tab. 2: Stundenverlauf WSG – Einleitung, allgemeine Erwärmung Teil 1

Einleitung: Allgemeine Erwärmung (ca. 3 Minuten)

Ziel der Übung	Übungsbezeichnung / Name der Übung	Übungsbeschreibung	Belastungsgefüge	Bemerkungen / Hinweise
Alltagssituation hinter sich lassen (mentale Einstimmung)	March	Auf dem Platz marschieren, Arme beim Einatmen große Armkreise nach oben und beim Ausatmen nach unten führen	Low Impact, 30 Sekunden	Knie werden im Wechsel bis maximal 90° zur Brust gezogen, aufrechte Körperhaltung, Kopf in Verlängerung der Wirbelsäule
Anregung Herz-Kreislauf-System,	Side to Side	Gewichtsverlagerung aus breiter Grundposition auf rechtes Standbein, linke Fußspitze von Spielbein tippt auf den Boden, Arme locker mitnehmen	Low Impact, 30 Sekunden	Bei der Verlagerung des Gewichts wird das Bein gebeugt und gestreckt
Mobilisation Hüft-, Knie- und Schultergelenke	Squat (Kniebeuge)	Hüftbreiter Stand, Knie im 90-Grad-Winkel beugen, danach strecken	Low Impact 30 Sekunden	Po nach hinten strecken, damit Knie nicht über die Fußspitzen kommen, gerader Rücken

15

Tab. 3: Stundenverlauf WSG – Einleitung, allgemeine Erwärmung Teil 2

Ziel der Übung	Übungsbezeichnung / Name der Übung	Übungsbeschreibung	Belastungsgefüge	Bemerkungen / Hinweise
Alltagssituation hinter sich lassen (mentale Einstimmung) Anregung Herz-Kreislauf-System, Mobilisation Hüft-, Knie- und Schultergelenke	Grapevine (Kreuzschritt)	Aus Grundstellung wird rechtes Bein zur Seite geöffnet, das linke kreuzt hinter dem rechten Bein, rechtes Bein wieder zur Seite öffnen und mit linkem Fußballen an rechtes Bein tippen	Low Impact 15 Sekunden ohne Arme 15 Sekunden mit Schulterkreisen (zur rechten Seite kreisen die Schultern nach vorne, zur linken Seite kreisen die Schultern nach hinten) 30 Sekunden Radius beim Schulterkreisen erhöhen, indem Ellenbogen mit nach oben gezogen werden	Bei der gesamten Übung zeigen Becken und Oberkörper nach vorne
	Knee Lift (Knie heben)	Aus Standposition wird linkes Bein gebeugt angehoben und anschließend wieder abgesetzt, dann das gleiche mit dem rechten Bein, dabei große Armkreise	Low Impact 30 Sekunden	Fuß wird vom Ballen zur Ferse abgerollt, Rücken in aufrechter und stabiler Haltung
Flüssiger Übergang in die spezielle Erwärmung				

16

Tab. 4: Stundenverlauf WSG – Einleitung, spezielle Erwärmung

Einleitung: Spezielle Erwärmung (ca. 3 Minuten)

Ziel der Übung	Übungsbezeichnung / Name der Übung	Übungsbeschreibung	Belastungsgefüge	Bemerkungen / Hinweise
Mobilisation und Vorbereitung der Rumpfmuskulatur	Rumpfrotation in der Squatposition nach rechts	Tiefe Squatposition, rechtes Bein vorne, linkes Bein hinten, Arme ausgestreckt, in waagrechter Haltung, Rumpf rotiert zur rechten Seite	30 Sekunden auf 4 Zählzeiten	aufrechte Haltung, nur der Rumpf rotiert, Becken bleibt stabil, bei der Rotation dreht der Kopf mit nach rechts, Blick zur rechten Hand
Mobilisation und Vorbereitung der Rumpfmuskulatur	Rumpfrotation in der Squatposition nach links	Tiefe Squatposition, linkes Bein vorne, rechtes Bein hinten, Arme ausgestreckt in waagrechter Haltung, Rumpf rotiert zur linken Seite	30 Sekunden auf 4 Zählzeiten	aufrechte Haltung, nur der Rumpf rotiert, Becken bleibt stabil, bei der Rotation dreht der Kopf mit nach links, Blick zur linken Hand
Mobilisation und Vorbereitung der oberen Rückenmuskulatur	Rumpfaufrichtung aus der Standposition	Grätschstellung, aufrechter Oberkörper, Arme ausgestreckt in waagrechter Haltung, Arme führen nach vorne zusammen und Rücken wird gebeugt, Bauchnabel zieht zur Wirbelsäule, dann wieder Arme öffnen und Oberkörper aufrichten, Daumen zeigen dabei immer in Bewegungsrichtung	30 Sekunden auf 4 Zählzeiten 30 Sekunden auf 2 Zählzeiten	Kopf in Verlängerung der Wirbelsäule, leicht in Knie gehen im Stand, Spannung in Gesäß- und Rumpfmuskulatur
Vordehnen der Nackenmuskulatur	Nackendehnen im Stand	Aufrechter, hüftbreiter Stand, Kopf zur linken Seite beugen, linker Arm hängt locker nach unten, rechter Arm zieht nach unten Richtung Boden	Dehnung 30 Sekunden halten, dann Seitenwechsel und nochmals 30 Sekunden dehnen	Schultern ziehen von den Ohren weg

Nach einer kurzen Trinkpause geht es über zum Hauptteil (ca. 1 Minute)

Tab. 5: Stundenverlauf WSG – Hauptteil Teil 1

Hauptteil: gesundheitsorientierter Teil (ca. 31 Minuten)				
Ziel der Übung	Übungsbezeichnung / Name der Übung	Übungsbeschreibung	Belastungsgefüge	Bemerkungen / Hinweise
Kräftigung vordere und hintere Schulterregion	Butterfly Reverse im Stand	Hüftbreiter, aufrechter Stand, Beine sind leicht gebeugt, Kopf in Verlängerung der Wirbelsäule, Oberarme auf Schulterhöhe parallel zum Boden und Hände seitlich an Kopf legen. Nun Ellenbogen so weit es geht nach vorne zusammenführen und danach Ellenbogen maximal nach hinten bringen, dabei die Schulterblätter zusammenziehen.	TUT: 60 Sekunden auf 4 Zählzeiten	Grundspannung während der gesamten Übungsausführung in Gesäß- und Rumpfmuskulatur aufbauen
Kräftigung untere Rückenmuskulatur und Latissimus	Armzug in Squatposition	In der tiefen Squatposition mit geradem Oberkörper nach vorne beugen, Arme in Verlängerung der Wirbelsäule in U-Form, nun Arme nach vorne strecken und wieder zurückbringen	TUT: 60 Sekunden auf 4 Zählzeiten und 30 Sekunden auf 2 Zählzeiten	Daumen zeigen nach oben zur Decke, Bauchnabel zieht zur Wirbelsäule, Grundspannung im gesamten Oberkörper aufbauen
Kräftigung Nackenmuskulatur	Kopfdrücken nach rechts	Im aufrechten Stand, rechte Hand an die rechte Kopfseite legen und mit dem Kopf Druck gegen die Hand ausüben, linker Arm hängt locker nach unten	TUT: 30 Sekunden, 10 Sekunden Spannung lösen, dann nochmals 30 Sekunden mit dem Kopf gegen die Hand drücken	Schultern tief halten

Tab. 6: Stundenverlauf WSG – Hauptteil Teil 2

Ziel der Übung	Übungsbezeichnung / Name der Übung	Übungsbeschreibung	Belastungsgefüge	Bemerkungen / Hinweise
Kräftigung Nackenmuskulatur	Kopfdrücken nach rechts	Im aufrechten Stand, rechte Hand an die rechte Kopfseite legen und mit dem Kopf Druck gegen die Hand ausüben, linker Arm hängt locker nach unten	TUT: 30 Sekunden, 10 Sekunden Spannung lösen, dann nochmals 30 Sekunden mit dem Kopf gegen die Hand drücken	Schultern tief halten
Kräftigung Nackenmuskulatur	Kopfdrücken nach links	Im aufrechten Stand, linke Hand an die linke Kopfseite legen und mit dem Kopf Druck gegen die Hand ausüben, rechter Arm hängt locker nach unten	TUT: 30 Sekunden, 10 Sekunden Spannung lösen, dann nochmals 30 Sekunden mit dem Kopf gegen die Hand drücken	Schultern tief halten
Übergang vom Stand auf die Matte, kurze Trinkpause (ca. 1 Minute)				
Kräftigung Rückenstrecker statisch (Extension des Hüftgelenks, statische Stabilisierung der Wirbelsäule)	Brücke (Bridging)	Rückenlage, Beine anwinkeln, Füße aufstellen, Arme liegen ausgestreckt mit leichtem Druck auf den Boden neben dem Körper, Becken nach oben anheben, Oberkörper und Oberschenkel bilden eine Linie	TUT: 30 Sekunden halten	Beine sind etwas weiter als hüftbreit aufgestellt, Schultergürtel hat die gesamte Zeit Bodenkontakt

19

Tab. 7: Stundenverlauf WSG – Hauptteil Teil 3

Ziel der Übung	Übungsbezeichnung / Name der Übung	Übungsbeschreibung	Belastungsgefüge	Bemerkungen / Hinweise
Kräftigung Rückenstrecker statisch (Extension des Hüftgelenks, statische Stabilisierung der Wirbelsäule)	Brücke (Bridging)	Rückenlage, Beine anwinkeln, Füße aufstellen, Arme liegen ausgestreckt mit leichtem Druck auf den Boden neben dem Körper, Becken nach oben anheben, Oberkörper und Oberschenkel bilden eine Linie	TUT: 30 Sekunden halten	Beine sind etwas weiter als hüftbreit aufgestellt, Schultergürtel hat die gesamte Zeit Bodenkontakt
Kräftigung Rückenstrecker dynamisch (Extension des Hüftgelenks)	Brücke (Bridging)	Gleiche Ausführung wie in voriger Übung, nun wird das Becken nicht komplett abgesenkt, Spannung wird gehalten und kurz vor dem Boden wird das Becken erneut nach oben gedrückt.	TUT: 60 Sekunden auf 2 Zählzeiten	Beine sind etwas weiter als hüftbreit aufgestellt, Schultergürtel hat die gesamte Zeit Bodenkontakt
Dehnung, Flexion der Wirbelsäule	Dehnung der Rückenstrecker	Rückenlage, Knie werden Richtung Brust gezogen durch Hüftadduktion und mit Händen umfasst, Kinn ebenfalls zur Brust bringen und Schultergürtel anheben, kleine Schaukelbewegungen	TUT: 30 Sekunden vor und zurück schaukeln 30 Sekunden von links nach rechts rollen	-

20

Tab. 8: Stundenverlauf WSG – Hauptteil Teil 4

Ziel der Übung	Übungsbezeichnung / Name der Übung	Übungsbeschreibung	Belastungsgefüge	Bemerkungen / Hinweise
Kräftigung Bauchmuskeln (Flexion der Wirbelsäule)	Beckenanheben mit gebeugten Beinen	Rückenlage, Arme liegen mit leichtem Druck in Boden neben dem Körper, Oberschenkel senkrecht nach oben bringen, Knie im 90-Grad-Winkel beugen, Bauchmuskeln anspannen, Kopf leicht anheben, Becken aufrollen, Beine Richtung Oberkörper bringen, Becken wieder abrollen	TUT: 60 Sekunden auf 2 Zählzeiten	Gesamte Zeit bleibt Grundspannung im Bauch erhalten
Kräftigung Bauchmuskeln (Flexion der Wirbelsäule)	Beckenanheben mit gestreckten Beinen	Gleiche Ausführung wie bei der obigen Übung, jedoch sind Beine mit leichter Beugung im Knie senkrecht nach oben gestreckt und die Füße werden parallel zur Decke nach oben bewegt.	TUT: 60 Sekunden auf 2 Zählzeiten	Gesamte Zeit bleibt Grundspannung im Bauch erhalten Teilnehmer, die diese Übung nicht hinbekommen, bleiben bei der obigen Übungsausführung
Kräftigung Rückenstrecker (Extension und Flexion des Hüftgelenks, Stabilisierung der Wirbelsäule)	Vierfüßlerstand	Vierfüßlerstand, Kopf in Verlängerung der Wirbelsäule, Bauchnabel zieht zur Wirbelsäule, Schultern über Hände, rechtes Bein und linker Arm bis zur Waagrechten austrecken und anschließend Ellenbogen und Knie beugen und zusammenführen	TUT: 60 Sekunden auf 4 Zählzeiten, danach 30 Sekunden Spannung halten, wenn Arm und Bein ausgestreckt sind	im Stütz aus den Schultern herausdrücken, Grundspannung im gesamten Oberkörper aufbauen

21

Tab. 9: Stundenverlauf WSG – Hauptteil Teil 5

Ziel der Übung	Übungsbezeichnung / Name der Übung	Übungsbeschreibung	Belastungsgefüge	Bemerkungen / Hinweise
Kräftigung Rückenstrecker (Extension und Flexion des Hüftgelenks, Stabilisierung der Wirbelsäule)	Vierfüßlerstand	Vierfüßlerstand, Kopf in Verlängerung der Wirbelsäule, Bauchnabel zieht zur Wirbelsäule, Schultern über Hände, rechtes Bein und linker Arm bis zur Waagrechten ausstrecken und anschließend Ellenbogen und Knie beugen und zusammenführen	TUT: 60 Sekunden auf 4 Zählzeiten, danach 30 Sekunden Spannung halten, wenn Arm und Bein ausgestreckt sind	im Stütz aus den Schultern herausdrücken, Grundspannung im gesamten Oberkörper aufbauen
Entspannung Wirbelsäule	Katzenbuckel	Auf Füße knien, Arme ausgestreckt nach vorne, Po nach hinten schieben	20 Sekunden halten	Kinn zur Brust bringen, tief ein- und ausatmen
Kräftigung Rückenstrecker, großer, mittlerer und kleiner Gesäßmuskel, Oberschenkelrückseite	Vierfüßlerstand	Vierfüßlerstand, Kopf in Verlängerung der Wirbelsäule, Bauchnabel zieht zur Wirbelsäule, Schultern über Hände, linkes Bein und rechter Arm bis zur Waagrechten ausstrecken und anschließend Ellenbogen und Knie beugen und zusammenführen	TUT: 60 Sekunden auf 4 Zählzeiten, danach 30 Sekunden Spannung halten, wenn Arm und Bein ausgestreckt sind	im Stütz aus den Schultern herausdrücken, Grundspannung im gesamten Oberkörper aufbauen
Entspannung Wirbelsäule	Katzenbuckel	Auf Füße knien, Arme ausgestreckt nach vorne, Po nach hinten schieben	20 Sekunden halten	Kinn zur Brust bringen, tief ein- und ausatmen
Kurze Trinkpause (ca. 30 Sekunden)				

22

Tab. 10:   Stundenverlauf WSG – Hauptteil Teil 6

Ziel der Übung	Übungsbezeichnung / Name der Übung	Übungsbeschreibung	Belastungsgefüge	Bemerkungen / Hinweise
Kräftigung Rückenstrecker (Extension der Wirbelsäule)	Oberkörperanheben aus Bauchlage	In Bauchlage bilden Arme, Oberkörper und Beine eine Linie, Kopf in Verlängerung der Wirbelsäule, Blick nach unten, Zehen aktiv in Boden drücken, Gesäß anspannen, Arme (in V-Form) und Oberkörper leicht vom Boden abheben und wieder absenken	TUT: 60 Sekunden auf 2 Zählzeiten, danach 30 Sekunden Spannung in angehobener Position halten	Blick bleibt immer auf den Boden, Kopf in Verlängerung der Wirbelsäule, Grundspannung im Rückenstrecker aufbauen, wenn Spannung gehalten wird weiterhin gleichmäßig ein- und ausatmen
Kräftigung Rückenstrecker (Extension der Wirbelsäule)	Oberkörperanheben aus Bauchlage in erweiterter Form	Gleiche Ausgangslage wie bei voriger Übung, Arme ziehen nach unten in W-Form, Schulterblätter ziehen zusammen, dann zur Seite in T-Form, anschließend in U-Form und schließlich wieder in V-Form	TUT: 60 Sekunden auf 8 Zählzeiten	Blick bleibt immer auf den Boden, Kopf in Verlängerung der Wirbelsäule, Grundspannung im Rückenstrecker aufbauen
Kräftigung der Bauchmuskulatur, Flexion der Wirbelsäule	Crunches gerade	Rückenlage, Beine anwinkeln, Füße aufstellen, Hände vor Brustkorb verschränken, Kopf anheben, Kinn etwa eine Faustgröße von Brustbeinende entfernt halten, Bauchmuskeln anspannen, Schultergürtel bis zur Lendenwirbelsäule aufrollen und anschließend wieder absenken	TUT: 60 Sekunden auf 4 Zählzeiten	Arme dicht am Körper bedeutet geringe Belastung, Arme seitlich am Boden oder ausgestreckt in Verlängerung des Oberkörpers bedeutet hohe Belastung Teilnehmer kann je nach Leistungsstufe selbst entscheiden
Übergang zum Cool Down nach einer kurzen Trinkpause (ca. 1 Minute)				

Tab. 11:   Stundenverlauf WSG – Schlussteil Teil 1

Schlussteil: Cool Down 1 und 2 (ca. 7 Minuten)

Ziel der Übung	Übungsbezeichnung / Name der Übung	Übungsbeschreibung	Belastungsgefüge	Bemerkungen / Hinweise
Dehnen der seitlichen Bauchmuskulatur durch Rotationsbewegung in Wirbelsäule entgegen der Kontraktionsrichtung, Mobilisation Brustwirbelsäule	Dehnung seitliche Bauchmuskulatur	Rückenlage, Kopf in Verlängerung der Wirbelsäule, Beine anwinkeln und zur rechten Seite ablegen, Arme liegen locker ausgestreckt neben dem Körper, Kopf dreht zur linken Seite	30 Sekunden Dehnposition halten, Seitenwechsel, ebenfalls 30 Sekunden dehnen	Schultergürtel hat die gesamte Dehnposition kompletten Bodenkontakt
Dehnung der Gesäßmuskulatur durch Flexion des Hüftgelenks	Dehnung der Gesäßmuskukatur	Rückenlage, Kopf liegt auf Boden in Verlängerung der Wirbelsäule, rechtes Bein aufstellen, linkes Bein rotiert nach Außen und Unterschenkel wird auf rechten Oberschenkel gelegt, rechtes Stützbein wird von Händen an Oberschenkelrückseite umgriffen und Richtung Oberkörper gezogen	30 Sekunden Dehnposition halten, Seitenwechsel, ebenfalls 30 Sekunden dehnen	Kopf bleibt entspannt auf dem Boden in Verlängerung der Wirbelsäule liegen
Dehnung durch Flexion der Wirbelsäule	Dehnung Rückenstrecker	Rückenlage, Knie werden Richtung Brust gezogen durch Hüftadduktion und mit Händen umfasst, Kinn ebenfalls zur Brust bringen und Schultergürtel anheben, kleine Schaukelbewegungen	30 Sekunden von links nach rechts rollen / 30 Sekunden vor und zurück schaukeln	Beim Vor- und Zurückschaukeln immer größere Bewegungen ausführen, bis die Teilnehmer ins Sitzen kommen

24

Tab. 12:   Stundenverlauf WSG – Schlussteil Teil 2

Ziel der Übung	Übungsbezeichnung / Name der Übung	Übungsbeschreibung	Belastungsgefüge	Bemerkungen / Hinweise
Dehnung durch Flexion der Wirbelsäule, Mobilisation der Wirbelsäule	Dehnung Rückenstrecker	Vierfüßlerstand, Kopf in Verlängerung der Wirbelsäule, Ellenbogen leicht beugen, Schultern über Handgelenke, Bauchmuskulatur aktiv anspannen und Wirbelsäule in physiologischem Bewegungsspielraum nach oben wölben, danach wieder in Ausgangsposition zurück	30 Sekunden langsam Beugen und Strecken	Beim Einwölben tief einatmen, und beim Strecken wieder tief ausatmen
In die tiefe Hocke gehen, Arme nach unten hängen lassen, Kopf leicht eingerollt, Beine strecken, Wirbel für Wirbel langsam aufrollen, der Kopf kommt als Letztes (ca. 30 Sekunden)				
Dehnung der Bauchmuskulatur durch Extension der Wirbelsäule und Dehnung der Brust- und Rückenmuskulatur durch Abduktion der Oberarme im Schultergelenk	Dehnung von Bauch- und Schultermuskulatur	Aufrechter, stabiler Stand, etwas mehr als hüftbreit, Knie leicht angewinkelt, Becken fest, Kopf in Verlängerung der Wirbelsäule, Arme werden maximal gestreckt nach oben gezogen, Hände sind verschränkt, Brustkorb wird nach vorne geschoben	30 Sekunden Dehnposition halten	Tief Ein- und Ausatmen
Mentale Beruhigung, Ausklang des Kurses	Tiefes Ein- und Ausatmen	Aufrechter Stand, hüftbreit, leicht in die Knie gehen, Arme mit einem großen Armkreis nach oben bringen und dabei tief einatmen, Arme wieder tief bringen	3 Mal wiederholen	Beim Armkreisen nach oben tief einatmen, beim Armkreisen nach unten tief ausatmen

Tab. 13:   Stundenverlauf WSG – Schlussteil Teil 3

Schlussteil: Verabschiedung (ca. 1 Minute)
• Offizielle Verabschiedung und Bedanken an Teilnahme und das super Training
• Feedback der Teilnehmer
• Entgegennahme von Anregungen der Teilnehmer
• Auf aktuelle Aktivitäten des Studios hinweisen

26

2.6 Abschlusskommentar

Allgemein lässt sich sagen, dass die Grundlage für eine jede Wirbelsäulengymnastik eine gut durchdachte Planung ist, denn ohne eine Planung führt kein Kurs zum Erfolg.

Besonders wichtig ist hierbei die genaue Abstimmung der Übungsauswahl auf die Kursteilnehmer, daher sollte immer eine gute Vor- und anschließende Nachbereitung durch den Trainer erfolgen.

Bei der Vorbereitung ist es wichtig darauf zu achten, zu welchen Rahmenbedingungen, zu welcher Tageszeit und in welchem Leistungslevel der Kurs stattfinden soll. Bei der Nachbereitung spielen die Teilnehmerzahl und das Feedback durch die Kunden eine wichtige Rolle, um den Kurs weiterhin mit viel Erfolg bzw. mit noch mehr Erfolg zu absolvieren.

Außerdem ist es sehr wichtig, dass der Trainer selbst während der Trainingseinheit die Übungen technisch korrekt und sauber ausführt und erklärt und gegebenenfalls auch Fehler korrigiert. Durch die Erklärungen der richtigen Techniken kann es passieren, dass die Zeitangaben nicht zu hundert Prozent eingehalten werden können. Daher kann sich das zeitlich geplante Fenster für jede Phase ein wenig verschieben oder im schlimmsten Fall auch eine Übung verkürzt werden oder ganz wegfallen.

3   Literaturverzeichnis

Reiß, M. & Fikenzer, S. (2013). *Studienbrief Gruppentraining 1*. Unveröffentlichte Studienmaterialien. Saarbrücken: Deutsche Hochschule für Prävention und Gesundheitsmanagement.

4   Tabellenverzeichnis

5   Abbildungsverzeichnis

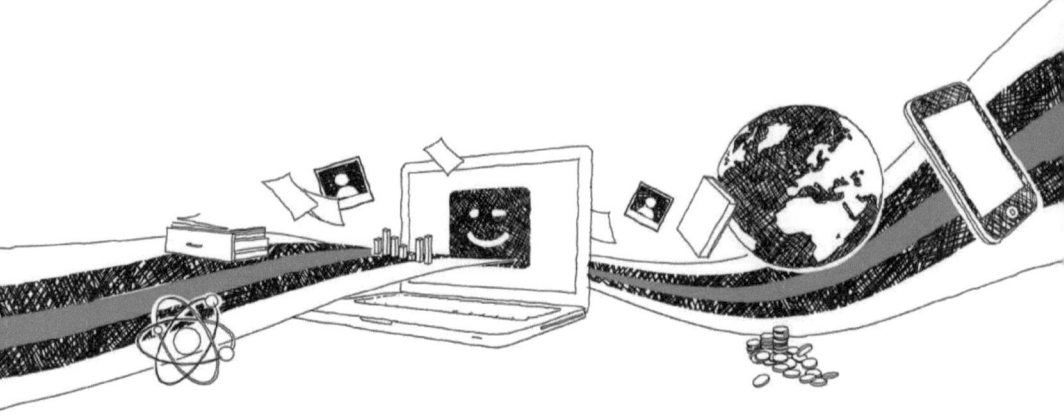
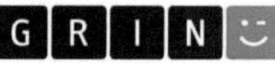